Noureddine-Abdelkrim BENBLAL

Les inventions révolutionnaires

Noureddine-Abdelkrim BENBLAL

Les inventions révolutionnaires

Les bienfaits du soleil, les bienfaits de l'eau marine

Éditions Vie

Imprint

Cover image: www.ingimage.com

Publisher:
Éditions Vie
is a trademark of
Dodo Books Indian Ocean Ltd. and OmniScriptum S.R.L publishing group

120 High Road, East Finchley, London, N2 9ED, United Kingdom
Str. Armeneasca 28/1, office 1, Chisinau MD-2012, Republic of Moldova, Europe
Managing Directors: Ieva Konstantinova, Victoria Ursu
info@omniscriptum.com

Printed at: see last page
ISBN: 978-620-8-87701-9

Les Inventions Révolutionnaires

Actuellement nos inventeurs travaillent sur des concepts originaux, récents, bien sûr, révolutionnaires, ils conçoivent des conceptions innovantes de l'automobile, la perfection de l'automobile nous tient particulièrement à cœur. Les pionniers de grandes marques sont toujours présents et c'est merveilleux, Tout le mécanisme de l'automobile a connu une refonte intégrale, une invention révolutionnaire incontestable. Les inventeurs ont apporté un changement radical au produit. La fierté de ces grandes marques est grandissante, des coques des voitures luxueuses, resplendissantes, font rêver les admirateurs, recouvertes d'une peinture sublime, quant au salon se distingue par son caractère luxueux, une somptuosité manifeste, les sièges sont revêtus d'un vrai cuir, d'une qualité supérieure, hors norme ; les pneus sont constitués de matières de hautes qualités, répondant aux exigences internationales, par conséquent ils présentent une forte adhérence et une excellente endurance, par ailleurs, un moteur électrique simplifié, présente beaucoup d'atouts,

Le risque de se détériorer est rarissime, il fonctionne évidemment avec une batterie, il n'existe aucune émission de pollution. La voiture inédite roule sans carburant, en effet, elle fonctionne électriquement. Nous constatons une progression exponentielle en matière de l'innovation de l'automobile et ceci est véritablement indéniable ; les nouvelles voitures sont très impressionnantes séduisent une forte clientèle par sa magnificence, toutefois les prix sont étudiés, très intéressants dans la plupart des cas la commercialisation est bien notable. L'invention du nouveau mécanisme de ces grandes marques présentent quasiment une similitude appréciable, on attribue à l'automobile des qualités exceptionnelles, élégantes, pleine de distinctions, ces grandes marques présentent leurs plus beaux fleurons dans les divers showrooms afin d'attirer les grands passionnés, les accros des voitures.

On reconnaîtra fort bien que la voiture est une merveille que l'on veuille ou non. Actuellement notre époque se distingue fort bien par d'innombrables inventions révolutionnaires et extraordinaires.

Chaque jour, nous sommes surpris par les nouvelles inventions notamment technologiques, scientifiques, informatiques, médicales, écologiques. Jadis, durant les 18eme siècles, les découvertes venaient d'être amorcées le produit engendré par l'invention était limité, simple, encombrant, parfois disgracieux, toutefois, il présentait peu de caractère de nécessité. En ce temps-là, les inventeurs ou les chercheurs travaillaient beaucoup. Quoique les moyens matériels qui étaient à leurs disposition étaient réduits, simples, insuffisants généralement pas très fiables, le plus souvent imprécis ; néanmoins, maintenant nous vivons l'ère numérique, toutes les sciences se sont développées grâce aux matériels sophistiqués, ultra précis. Citons l'exemple de l'ordinateur, un matériel révolutionnaire, très performant qui a défié tous les autres matériels de travaux ou de recherches.

L'ordinateur est un précieux outil, il est d'une grande complexité ; quelques soient les chercheurs scientifiques, techniques, mécaniques, ou autres, plusieurs inventeurs utilisent différents matériels très efficaces afin de mettre au point la future invention, obtenir également un gain de temps record, ces appareils industriels et informatiques sont utilisés pour mettre en évidence une recherche ; De nos jours, la recherche progresse avec une extrême rapidité ; le facteur temps joue un rôle primordiale dans la recherche, il y a un gain de temps notable, et ceci grâce à ces appareils sophistiqués, ultramodernes, de dernières générations ; Dans le domaine médical, citons par exemple, le spectrophotomètre est un appareil d'une technique très perfectionnée, d'une grande complexité, ces fonctions sont multiples, par exemple, prenons une goutte de sang, cette goutte suffise pour déterminer les différentes maladies, il a pour rôle de contrôler le traitement des maladies, le contrôle de la qualité du sang, diagnostiquer des maladies chroniques comme le diabète, le cancer, le sang, et ceci à partir du sang, le résultat des analyses est instantané moins de trois minutes ; Il existe maints appareils médicaux qui ont été inventés et mis à la disposition des médecins et le personnel hospitalier, je citerai l'autre exemple d'appareil qui est notamment l'échographie, un outil très important, incontournable pour les médecins spécialistes et le milieu hospitalier.

L'échographie est utilisée pour visualiser les différents organes, il nous renseigne sur l'état de santé de l'organe, si ce dernier est atteint ou sain et également son développement, par exemple (le foie, l'estomac, l'embryon featal. etc.) La maîtrise de ces sciences tels que la physique, la chimie, la biochimie, la mécanique, l'électronique, la médecine, la connaissance approfondie de ces sciences permet aux chercheurs de découvrir aisément l'objet de recherche, par exemple un chercheur qui maîtrise la physique peut inventer sans difficulté un produit qui a attrait à cette science, il connait à fond les théories et les principes de la physique. Généralement une invention précieuse nécessite une collaboration de trois ou quatre chercheurs férus de sciences physiques, tels que la physique, l'électronique, la chimie, ils travaillent en commun, chacun apporte des connaissances et des compétences dans leurs domaines spécifiques, ils mettent en pratique leurs connaissances acquises, dans le but d'inventer un produit révolutionnaire. Ce sont de précieux collaborateurs, ils rendent de grands services à l'humanité, ils améliorent le quotidien des personnes. Les chercheurs possèdent des qualités exceptionnelles, ils sont dotés d'une intelligence supérieure. Nos inventeurs réfléchissent à postériori afin de créer un prototype inédit.

Les inventions révolutionnaires n'ont pas cessé de nous étonner, de nous surprendre, quasiment toutes les idées ou tous les rêves ont été réalisés et il y aura d'autres toujours plus performants que les premiers, qui vont nous épater beaucoup plus et c'est génial, tant mieux pour notre société ; Avec ce grand changement technologique, les gens se sentent plus heureux qu'avant, le mode de vie a bien évoluer positivement, le quotidien du citoyen est meilleur, le citoyen apprécie davantage le confort de ces commodité, l'ensemble de ces matériels modernes, originaux apportent un bien être moral et physique à la société. Il y a eu maintes inventions révolutionnaires notamment en informatique, mécanique, électronique, agriculture, santé et dans de nombreux domaines. Les inventeurs ont consacrés toute leur vie dans les études, ils sont pourvus de diplômes universitaires, la plupart d'entre eux sont soient des ingénieurs soient des docteurs dans les différentes disciplines, ces inventeurs sont poussés par une très bonne volonté, ils ont la passion de la recherche, ils ont eu une formation très pointue dans leurs domaines spécifiques, physique, biologie mécanique, ils consacrent tout leurs temps dans les laboratoires de recherche, ils travaillent sans répit, généralement en équipe ; Dans le domaine informatique, l'informatique est en plein développement, il a atteint un essor considérable, une complexifié évidente ; les génies de l'informatique ne cessent de nous faire rêver l'idée ingénieuse des chercheurs en informatique et de remplacer plusieurs machines ou appareils en un seul plus performant, plus complexe, ultra fiable, son rôle est capital, il contrôle tous les appareils, l'ordinateur occupe une place prépondérante dans la société ; Toutes les grandes entreprises, les banques, utilisent des ordinateurs performants pour gérer leurs travaux ; notons, administration, finance, économie, santé, le temps de l'envoi des messages ou mails ne dépassant pas une seconde, un temps record, cet outil génère énormément d'avantages, un grand progrès dans tous les domaines, reflète un monde en plein développement, la réussite est certaine, indubitable, cet outil précieux, est incontestablement le meilleur, il est devenu un appareil incontournable, indispensable de nos jours. Les chercheurs ne peuvent pas s'en priver ; cet outil comprend une multitude de fonctions, principalement le contrôle et le suivi des constructions, d'avion, d'automobile, pratiquement tous les engins.

Les inventeurs de tous les domaines ne peuvent s'en passer de ce type d'appareil, la rédaction des textes, les traductions dans toutes les langues, les calculs, le Skype et l'impression des documents, la liste est bien longue. Sur le plan mécanique ; les inventeurs passionnés se sont penchés vers l'innovation vers la technique de pointe ; les voitures électriques hybrides produites, ne dégagent pas de pollution, sont déjà mises sur le marché ; les ventes explosent et ce n'est pas étonnant du fait de leurs qualités exceptionnelles. Dans quelques années il y aura de plus en plus de voitures électriques la plupart des gens conscients, intelligents, connaisseurs ou professionnels opteront pour ces voitures, car ils préféreront vivre dans une atmosphère saine, et propre, dépourvue de co2, l'environnement sera préservé de la fumée nocive des carburants ; la nature sera point polluée ainsi que toutes les espèces, végétales, animales, les hommes disposeront d'une bonne santé, ainsi que toutes ces espèces profiteront de cette nature, propre, très oxygénée. Les avions et les bateaux fonctionneront dans quelques années avec des batteries très puissantes ; Les personnes ne seront plus atteintes par les maladies respiratoires tels que les problèmes pulmonaires, bronchiques, les hommes éprouveront du bonheur et retrouveront une santé de fer. Sur le plan de l'agriculture les chercheurs spécialisés dans l'agriculture font d'excellent travail, ils ne s'arrêtent pas de chercher, ils travaillent sur les gênes des plantes, la génétique, ils inventent des croisements entre gênes, les résultats sont remarquables, la production est considérable, elle atteint le maximum en matière de plantes, ils mettent au point les produits les moins polluants. La phytothérapie, pour le traitement des plantes, des arbres ; traiter ces plantes et ces arbres par des produits synthétiques inventés, les solutions anti–microorganismes, ces produits ont pour rôle de débarrasser les germes 7 nuisibles des plantes et des arbres.

Enfin, l'homme consommera en toute quiétude les légumes et les fruits sains, mûrs à un prix très bon marché, la nouvelle technique inventée, qui est en cours améliorera le quotidien des consommateurs, retrouveront les produits de la terre, fruits, viandes d'autan, ils perfectionneront les aliments vitaux à l'homme, ils apprécieront le goût délicieux des aliments et un sentiment de bonheur. La saveur qui se dégage des aliments est agréable et presque parfaite. Concernant le champ industriel, un inventeur a construit un avion solaire, électrique ; Au fait, c'est un avion qui vole à partir de l'énergie solaire, c'est une technologie contemporaine, révolutionnaire de nos jours pas de carburant, il vole sans kérosène à une vitesse de 172 km en 2 heures ; beaucoup de gens sont intéressés par ce type d' avion ,car cet appareil présente de nombreux avantages, il est économique, il fonctionne avec l'énergie solaire, il ne pollue pas l' atmosphère, il est écologique, il a séduit une quantité de personnes. Le constructeur l'a mis sur le marché durant l'année 2011 ; A l'l'horizon 2017, il y aura des avions plus perfectionnés avec des places nombreuses spacieuses, confortables. A propos de la conquête spatiale, deux héroïques astronautes ont révolutionné leur période, il s'agit de d'Amonstrong et Conrad, deux célèbres personnages, courageux auxquels ont leur attribuent des qualités exceptionnelles, leur exploit était déterminant, le peuple américain leur a réservé un accueil triomphal. Durant l'année 1972, l'engin spatial a pu quitter la station du cap Canaveral afin de se poser sur le sol lunaire, ce sont les 1 er hommes qui ont mis les pieds sur le sol lunaire, ce fut une joie immense, l'Amérique et le monde entier a connu un enthousiasme sans précédent, un voyage qui représentait une véritable épopée, recueillir le fruit de la science, de la technologie de pointe, ils ont cueillis quelques spécimens de roches lunaires, ces deux hommes portaient des uniformes appropriés pour la mission spatiale, l'engin spatial a mis une semaine environ pour atteindre la planète lunaire, quand ils se sont posés sur la lune, l'équipe spatiale était bien équipée, ils disposaient une panoplie d'outils pour creuser et prélever quelques bonnes roches lunaires, ils ont cueillis des roches à l'aide de pinces appropriées, pour éluder tout contact de contamination de substance radioactive ou autre nocive pour la santé humaine, en effet ces roches sont pourvues de radioactivité, elles émettent des rayons lumineux, elles sont bien précieuses ; A l'intérieur de l'orbite, nos courageux astronautes, consommaient des pilules pour se restaurer, ces pilules contiennent toutes les vitamines dont l'organisme a besoin, ils ne pouvaient pas rester debout, en effet l'apesanteur les mettaient constamment en mouvement .Un fois la mission spatiale est terminée. Les commandes des opérations décollage et atterrissage de la fusée se font au niveau de la station (cap Canaveral - terre), lors du retour de la fusée sur terre, nos astronautes munis de gilets pneumatiques sont parachutés en direction de la mer, un canot de sauvetage qui est mis à leur disposition dans le but de les recueillir sain et sauf ; pour des raisons de Sécurité et d'hygiène, on applique des réglementations médicales, de sécurité, un personnel médical spécialisé de la médecine spatiale procède à une intervention,

Il entame des gestes urgents. De prime abord, il isole ces astronautes pendant quarante jours, les astronautes retirent leurs tenues pour les remettre au personnel médical ; ils sont pris en charge par le personnel médical spécial afin de leur débarrasser des particules lunaires dangereuses qui nuisent à la santé humaine, leur voyage spatial a été une véritable épopée.

Toutes les sciences, notamment la physique et la technologie et d'autres ont contribuées. Beaucoup à l'évolution de l'homme moderne. La propulsion d'une fusée, par exemple Apollo XII, ou d'un engin spatial en direction d'une planète lune ou mars, ça prouve bien que les inventeurs des fusées étaient à l'apogée des Sciences et de la Technologie.

Depuis le 18eme siècle c'est à dire ('1820), jusqu'au 21 siècle (2016), il y a bien un siècle et demi, d'énormes progrès ont été faits, une multitude d'inventions ont été produites en espace de 150 ans, ça prouve que ces inventions, ont été faites dans une période quasiment courte ; Je constate d'après le rapport temps/ inventions que toutes ces inventions confondues ont été obtenues durant la période évoquée qui est de 150 ans ; Le résultat est excellent. Je pense for bien que l'intelligence humaine s'est développée considérablement au fil du temps, et c'est bienheureux pour l'humanité. En fait, ce qui a été fait par nos honorables inventeurs constituent un pourcentage de 10 %.

A cet effet, l'imagination humaine est bien infiniment grande et complexe. En fait de, cet article dont le thème s'intitule l'invention révolutionnaire ; En réalité, il reste maintes inventions qui n'ont pas été réalisées dans plusieurs domaines notamment, le champ océanographique, aéronautique, et maritime, la liste est longue et j'en passe. Dans le domaine océanographique, il y a beaucoup de matériels, ou moyens à explorer, à inventer ; Je pense aux matériels marins sophistiqués à innover comme le bathyscaphe, la maîtrise des mers et des océans n'est pas encore atteinte ; minimiser les risques d'accidents dans le secteur du transport aérien, et également dans le secteur maritime, inventer des moyens d'interventions ultra rapides, qui nécessite un temps record t = 10 minutes, pour éluder que le bateau ne sombre dans les mers et océans, repêcher facilement un avion, lors d'un crash. Améliorer, innover toutes les inventions révolutionnaires qui ont été produites. Dans le secteur médical et pharmaceutique, Guérir toutes les maladies chroniques avec des médicaments auxquels leurs efficacités sont totales, les chercheurs ou les inventeurs spécialisés dans le secteur pharmaceutique doivent apporter une innovation intégrale des médicaments, nos inventeurs spécialisés, ingénieux, passionnés, doivent inventer des formulations pour des médicaments sans effets indésirables, découvrir le maximum d'aliments curatifs, je mentionne la citation de Paul Valéry au sujet du possible « Les maîtres sont ceux qui nous montrent ce qui est possible dans l'ordre de l'impossible » il suffit de bien chercher pour trouver ; et ceci dans l'intérêt général, pour guérir tous les patients qui présentent des maladies aigues ou chroniques par conséquent, ils contribueront incontestablement au progrès considérable de la médecine, ils mèneront des actions profitables, des efforts salutaires pour l'homme, Je manifesterai une immense gratitude à l'égard de ces bienfaiteurs, pour leur courage, leur dynamisme, leur bonne volonté, ils mettent tous leurs génies, leurs compétences avérées, et des efforts immenses, une influence salutaire pour l' humanité entière.

Les Bienfaits des Inventions

La majorité des voitures sont généralement équipées de GPS (Global Positionning Système), Karim est propriétaire d'une voiture de luxe, récente, de sport, équipée d'un GPS, il l'utilise exclusivement pour les trajets à grande distance. Ce GPS lui permet de connaître la distance, le trajet et le temps nécessaire pour atteindre son objectif, ainsi que de localiser la ville ou l'endroit où il souhaite se rendre. Grâce à ce GPS, il peut avoir une bonne compréhension du trajet, gagner du temps et économiser de l'essence, lui offre d'importants avantages.

Karim exerce une profession libérale, installé comme médecin de la ville. Il a suivi des études de médecine et s'est spécialisé en dermatologie. Cette dernière est une spécialité de la médecine, étudie les maladies ou les pathologies de la peau, ainsi que toutes les infections de la peau.

Il a entrepris de longues études sept années d'études médicales, après l'obtention de son Baccalauréat sciences, il explique à ses enfants et à sa femme son parcours universitaire, qu'il était laborieux, assidu, très motivé pour pourvoir embrasser ces études médicales, il avait la vocation pour cette branche. Il est natif de Bordeaux, il a grandi dans cette splendide ville, il a poursuivi ces études supérieures dans la capitale, notamment à Paris. Il dispose son cabinet en plein centre-ville, il reçoit ses patients régulièrement, il se complaît dans sa profession, il explore bien les maladies de ses malades, il prend à cœur sa profession, il est plein d'ardeur dans son ouvrage. Les patients sont pleinement satisfaits de leur médecin. Il possède d'excellentes compétences, il est l'un des meilleurs dans son domaine, un médecin attentif, il se montre très attentionné envers ses patients. Habituellement, lorsqu'il reçoit un patient, il établit le diagnostic de la maladie de celui-ci, puis il lui prescrit des médicaments appropriés en fonction des pathologies identifiées. Les médicaments sont mentionnés sur une ordonnance, le malade consomme les médicaments à bon escient. Le patient se rend à la Pharmacie afin d'acheter ses médicaments. Il présente son ordonnance au pharmacien, qui lui remet les médicaments mentionnés sur l'ordonnance. Il discute de la posologie de ces médicaments. Le père évite toujours d'aborder les thèmes liés aux affections des patients. Lorsqu'il a du temps libre, il se consacre à la lecture, en particulier aux revues médicales, il a une passion pour les thèmes médicaux. Il écrit parfois des publications médicales. En ce qui concerne sa partenaire dont le prénom est Sarah. Elle exerce en tant qu'avocate, a étudié le droit, est juriste, possède son propre cabinet d'avocat, réalise de bonnes plaidoiries, gagne de nombreux procès et ses clients sont satisfaits d'elle. Cette famille est bien organisée, chacun a des responsabilités, ils mènent une vie agréable, leurs enfants sont bien pris en charge. Ils sont à l'aise, ils mènent un bon train de vie, la famille est heureuse, épanouie. Une famille cossue., le couple s'entend bien, généralement, ils savent résoudre leurs différends avec sagesse, surmonter des malentendus insignifiants, ils s'entraident pour tout ce qui est achats de la maison., voiture et le mobilier intérieur. Sarah en tant qu'avocate, elle a souvent des clientes femmes dans son bureau. Ces femmes ont des différends avec des voisins ou autres enfin des conflits sociaux. Elles viennent la constituer et la plupart du temps elle remporte les procès. Ce couple fait bon ménage. Sarah qui exerce le métier d'avocat ne se limite pas à remporter des plaidoiries. Elle est ambitieuse et enseigne à la faculté de droit aux étudiants de première année. L'agglomération de Bordeaux compte plusieurs plages telles que La plage de Moulleau, la plage des Abatilles, la plage D'Arcachon. La plage de Lacanau Océan est une plage de sable fin , entourée d'une forêt .Chaque été les vacanciers affluent sur cette plage pour profiter de la mer , du soleil , de l'air pur et du parfum agréable ; L'eau de mer est riche en sel minéraux , en sodium , calcium, en potassium et renferme également des oligo-éléments notamment, le zinc, l'iode et le fer .Donc une baignade dans l'eau marine est bénéfique pour la santé de l'homme , en effet , elle possède des vertus anti bactériennes, antiseptiques et anti inflammatoires, elle traite aussi les maladies de la peau tel que l'eczéma la dermatite atopique ; L'eau de mer présente de nombreux avantages pour la santé humaine, car elle décongestionne les voies respiratoires et les narines durant la période des grippes .L'air marin contient des ions négatifs. Ces substances renforcent la capacité de nos poumons à absorber l'oxygène, ce qui renforce notre système immunitaire de notre organisme. Une vaste plage très appréciée des résidents, ces derniers s'y rendent quotidiennement. Des touristes attirés par la splendeur de la plage, par sa beauté profitent bien des bienfaits de la mer, il y a la sérénité, et la sécurité qui règnent sur cette plage. Un site magnifique, des tables et des parasols sont disponibles pour les estivants. Certains résidents louent des barques, et des motos nautiques pour se déplacer sur cette plage et profiter des moments agréables. Les estivants consacrent leurs journées à s'exposer au soleil, à prendre plusieurs baignades, l'eau marine est bénéfique pour la peau ; Concernant le soleil, il fournit de la vitamine D aux personnes, peu importe leurs âges.

Pendant cette saison estivale, Karim et sa compagne Sarah ainsi que ses deux enfants ont choisi de passer quelques jours à la plage afin de se relaxer et de se baigner, en profitant du soleil ardent, car les rayons solaires nous procurent de la vitamine D. Une exposition prolongée au soleil de 20 minutes favorise le renforcement du système immunitaire, la solidité des os, en fixant le calcium absorbé, et contribue à garder les ongles, les cheveux et la peau en bonne santé. Cette famille souhaite bénéficier des bienfaits du soleil et de la mer ; par conséquent, ils ont choisi de passer quelques jours à la plage. Karim et sa conjointe ainsi que ses deux enfants ont leur voiture luxueuse afin d'atteindre ces plages magnifiques. Le trajet est long,

Toutefois, ils utilisent leur GPS pour s'assurer de leur trajet, car ils veulent découvrir d'autres plages. Cette famille a deux petits-enfants, un garçon de 6 ans et une fillette de 8 ans. Pendant l'année scolaire , ils ont fourni de gros efforts et ont réussi à décrocher d'excellents notes, ce qui a rendu les parents très fiers et heureux de leurs résultats. Les parents ont promis à leurs enfants de les emmener tous les weekends au Park d'attraction, à condition qu'ils obtiennent de bonnes notes en fin d'année, c'est-à-dire qu'ils seront admis à la classe supérieure. La promesse a été tenue. Après avoir pris la voiture, ils ont décidé de se rendre dans des parcs d'attraction, avec leurs petits-enfants, ils parviennent à atteindre ce magnifique parc d'attraction, après une trentaine de minutes de trajet. Une fois arrivés, ils choisissent un emplacement idéal dans cet espace, qu'ils aménagent un coin de repas dans ce vaste et magnifique jardin. Les deux petits enfants jouent à divers jeux, ils préfèrent conduire des petites voitures, mais ils sont également attirés par d'autres jeux ; Ils sont présent pour se divertir, se détendre ; En ce qui concerne les parents, ils veillent attentivement sur leurs enfants, afin de prévenir toute chute ou blessure en courant ; leurs parents ont une bonne organisation, ils ont planifié les journées liées aux weekends et ils ramènent des mets délicieux, substantiels ils ramènent tous les provisions nécessaires à savoir fromage, poulet rôti, du pain, des boissons gazeuses, du café et même des gâteaux savoureux, pour bien se restaurer. Les parents consomment du café pour se relaxer, comme c'est une boisson digestive et pour éviter de sommeiller, cette boisson est diurétique, elle possède des bienfaits sur la santé, ils ont ramené aussi des chaises conçues pour les campings et une table pour s'installer confortablement, ils passent des moments agréables, ils prennent beaucoup de plaisir durant ces weekends, ils apprécient énormément des moments mémorables. A la tombée de la nuit, ils prennent la décision de retourner chez eux, ils rassemblent donc les objets qu'ils ont ramenés notamment des bouteilles de boissons, des tasses de café et quelques ustensiles, ils les rangent dans des sacs ou cartons, ils font appel aux enfants qui étaient en train de jouer pour regagner la voiture. Ils possèdent une voiture récente de marque bien connue, qui tienne la route correctement, elle fait face aux contraintes de la route, se déporte dans les virages. Ces parents ont une magnifique demeure entourée d'arbres, bien aménagée et meublée ainsi qu'un garage pour garer leur voiture ; Ils possèdent un jardin comprenant un potager qu'ils ont cultivé, quelques arbres fruitiers, un oranger, un citronnier, de la menthe également, ainsi que des fleurs, notamment des roses qui apportent un parfum agréable à ce magnifique jardin. La construction de cette maison remonte à quelques années, ils ont économisé de l'argent pendant plusieurs années afin de la construire. De temps en temps, les petits enfants reçoivent la visite de leur tante et aussi de leur oncle. Ils participent au déjeuner offert par les parents et passent des moments à discuter et à aborder des sujets familiaux. Les parents leur racontent comment ils ont passé les weekends, ils décrivent tout le paysage, tout ce qu'ils ont vu, admiré, la nature, le journées sereines et paisibles. Ils les invitent à partir ensemble pour passer un weekend, car les parents travaillent les autres jours à l'exception des weekends, il y a de nombreux sites qui ont des reliefs, des monuments historiques et des paysages pittoresques, chaque weekend, les parents de ces deux jeunes enfants choisissent de se rendre à d'autres endroits, tels que les plages, les forêts afin de contempler quelques chutes d'eau et la verdure luxuriante, surtout pendant l'été , où il fait chaud, des restaurants sont disponibles aux alentours, pour les visiteurs venant de toutes les régions du pays, viennent explorer ces magnifiques plages et forêts, qui offrent un paysage splendide. La famille en question décide d'aller dans un restaurant près des petits fleuves, où ils dégustent des plats délicieux de la région. Les enfants se régalent également. Le père de ces enfants se désaltère, le serveur lui remplit un grand verre d'eau d'une source de la région, une eau très fraiche, limpide et bien glacée Les parents sont très impressionnés par cette eau naturelle qui provient directement de la source. Ils remarquent que cette eau très bonne, ils sont donc satisfaits de cette belle métropole, ville importante qui vaut la peine d'être visitée car elle regorge de sites archéologiques, historiques, de paysages pittoresques et bien d'autres. En été, il y a des touristes qui s'intéressent à la culture de cette ville, à ces monuments historiques, ces paysages merveilleux, des forêts luxuriants. Pendant l'été, des touristes s'affluent dans cette métropole.

Karim et Sarah dès leur jeune âge, ils étaient laborieux ; ils se passionnaient pour leurs études, ils ont poursuivi des études secondaires ensuite supérieures, ils souhaitaient prendre leur avenir en main, leurs buts étaient d'obtenir des diplômes, de progresser, de stimuler leur carrière au fil des années. Il est crucial d'avoir des diplômes pour réussir dans la vie active et faciliter l'accès à l'emploi. Les avantages ou les bienfaits des diplômes ; Grâce à leur diplôme, ils ont pu travailler en tant que libéraux. Ils ont chacun choisi des professions libérales, distinctes, l'un médecin et sa compagne avocate ; Ils exercent ces professions libérales car elles offrent de nombreux avantages dans l'organisation de leur travail ; Ils ne sont pas soumis à la hiérarchie, ils organisent leur propre emploi du temps, ils choisissent leurs horaires de travail qui leur conviennent et ne sont pas soumis à des contraintes de travail. C'est pourquoi ils ont opté pour ces métiers afin de se sentir à l'aise, de ne pas ressentir de stress, d'être autonomes, sans contraintes. Finalement, ils sont heureux et apprécient énormément leur travail. Leur profession libérale leur procure bien des avantages sur tous les plans, financier, autonomie, prise de décision, le travail selon leur propre planning, ils ne perçoivent pas de salaire, ils travaillent à leurs comptes, ils perçoivent des entrées d'argent appréciables, les très bons revenus, les a permis de construire leur maison et aussi d'acquérir leur voiture de luxe. En outre, durant les moments de repos, ils passèrent des jours à la plage, ils effectuent des excursions, des voyages en effet ils ont les reins solides, leur revenu substantiel leur permet de financer ces projets de loisir. Durant la période des congés, dès le début du mois d'août, ils voyagent dans des pays lointains notamment les états unis d'Amérique, les voyages offrent des avantages tels que la possibilité de partager des idées, de découvrir des langues différentes, des endroits inconnus et beaux. Il est plaisant de voir mettre un terme à la routine.

Le voyage diminue le stress et l'angoisse, il génère la bonne humeur, se reposer, il favorise une meilleure santé mentale et une vie plus épanouissante, admirer les infrastructures, les vitrines des magasins, bien entendu, faire des achats .résider dans des hôtels luxueux, des palaces ou dans des hôtels auxquels les tarifs sont abordables, se promener dans les grandes avenues, de grandes villes, prendre le métro, ils s'invitent dans de magnifiques restaurants prendre des photos auprès des monuments célèbres. En sommes ; Ces voyageurs gardent des souvenirs mémorables de leur voyage. Leurs enfants aimeraient faire la même chose que leur parent. Ainsi, ils continuent leurs études primaires et aspirent à fréquenter l'université avec la même ambition de leur parent. De temps en temps, Karim, le père et sa compagne, connaissent bien les bienfaits du sport, alors ils décident de s'adonner à des activités sportives, pour maintenir leur forme et leur dynamisme. En sortant de leur travail, ils se sent fatigués, ils ont eu l'initiative de pratiquer le sport, lorsqu'ils pratiquent l'activité sportive, ils sont endurants et forts. Le sport libère des hormones comme l'endorphine, la dopamine, ou l'adrénaline, ce qui permet de diminuer le stress, l'angoisse, d'améliorer la qualité du sommeil, de réduire les douleurs, c'est un stimulant physique, et naturel tés efficaces ; Le sport développe tous les muscles, renforce les articulations, consolide les os, les sportifs n'éprouvent plus de fatigue, le sport développe également l'immunité ceux qui pratiquent le sport résistent fort bien au stress, aux maladies chroniques.

Karim et Sarah s'intéressent à tous les bienfaits naturels et aussi bien aux avantages des appareils ou engins. Pendant les moments libres, Karim se consacre à la lecture, il apprécie énormément la lecture, grâce à cette dernière, elle lui permet de ne pas s'ennuyer, elle lui contourne les moments fastidieux, il se passionne pour des thèmes médicaux, pour les livres qui ont attrait à des récits émotionnels, des sujets drôles, mondains, et aussi il parcourt des publications médicales. La lecture sur le plan moral apporte une grande richesse, permet le développement de la mémoire et des capacités cognitives, comme le sport, par exemple la lecture est agréable, permet d'oublier les soucis du quotidien et nous dégage du stress. Elle améliore la concentration et l'attention et l'expression orale. Karim est le père des deux enfants, le garçon prénommé Hamid qui est un élève assidu dans sa classe de première. Il est méticuleux et obtient généralement de bonnes notes dans ses devoirs de classe. Karim, un père généreux, encourage son fils à faire preuve de bonnes performances en classe. Tous les livres liés au programme de sa classe de première lui sont achetés, et il lui offre également un ordinateur pour approfondir ses connaissances. Optimiser la qualité de ses études, afin de se tenir informé des cours, d'approfondir et de maîtriser son programme. Hamid se fait assister par son ordinateur puissant.

De nos jours, il offre de nombreux avantages tels que la capacité de mémorisation, la rapidité, la précision et le traitement des cours. Il lui permet d'obtenir de nombreuses informations en quelques secondes, ce qui en fait un outil indispensable. Les bénéfices de l'ordinateur vous permettent de réaliser de nombreuses tâches. Telles que le traitement de texte, la programmation, l'envoi de courriers et la réception de courriers de ces correspondants. Il s'adapte à de nombreuses applications. Chaque jour, il utilise son ordinateur pour saisir des cours, mettre en évidence certains sujets qui lui paraissent ambigus ou obscurs. Les Bienfaits de l'ordinateur sont multiples, il nous permet de suivre des cours en ligne, de se perfectionner dans des matières qui l'intéressent, de se renseigner, de s'informer sur un sujet lié à ses cours, et même de commercialiser, d'acheter des livres ou des produits qui lui sont propres, d'utiliser l'internet.

Les avantages du téléphone portable. Le Smartphone est un téléphone portable qui peut être porté avec soi, proposant les mêmes fonctionnalités et bénéfices que l'ordinateur. Le père, la mère et les deux grands enfants possèdent tous un Smartphone. Généralement, ils interagissent entre eux et entre membres de la famille grâce au Smartphone. Le téléphone mobile propose des fonctionnalités spécialement conçues pour différentes utilisations internet, jeux pour enfants. Transmettre des messages cours appelés « SMS » Le mobile est un progrès technologique dans le domaine de la communication. Le téléphone dans le domaine de la communication. Le téléphone permet portable permet de communiquer même dans des zones éloignées, où il n'existe pas d'infrastructure téléphoniques traditionnelles. Le Smartphone permet de solliciter de l'assistance en cas d'urgence, Karim se rend à l'hypermarché, un grand magasin de grande surface où il propose une variété de produits. Karim passe un coup de fil à sa compagne pour lui demander ce qu'elle a besoin de provisions. Elle lui transmet une liste composée de farine, de viande, de légumes, de fruits ainsi que de gâteaux pour le déjeuner et le dîner.

Karim passe des moments d'amusement avec ses enfants, il les exhorte à s'amuser soit avec un ballon de football. De temps en temps, il organise des petits matchs pendant les weekends et forme une petite équipe familiale. Etant donné que la famille compte quatre membres, Karim passe une heure à jouer avec sa compagne et ses petits-enfants. Entant que médecin, Karim est parfaitement conscient des bienfaits des jeux. Selon le docteur Karim, le jeu joue un rôle essentiel dans le développement des enfants, que ce soit sur le plan émotionnel, social physique ou moral. Lorsqu'il leur parle du jeu, les enfants ressentent une grande aisance et une grande détente, cette activité ludique libère des endorphines dans le corps. Selon des recherches scientifiques, le jeu favorise la bonne humeur, le bien être, le désir et le plaisir d'apprendre chez les enfants. Les parents bénéficient également des avantages des jeux pour leur santé physique et mentale. Le jeu améliore divers facteurs tels que la réduction du stress. L'humeur, le bien être émotionnel, le goût d'apprendre, l'accroissement de la productivité, le dégourdissement de l'esprit et du corps, ainsi que la coordination, la force et la santé cardio vasculaire. Pendant le travail, le jeu diminue la fatigue, ce qui a un impact positif sur la satisfaction, les compétences et la créativité. La connexion entre l'amusement et la santé mentale est étroite, le jeu encourage le plaisir et le bonheur. Les parcs d'attractions sont des lieux où se trouvent divers jeux de toutes sortes qui suscitent autant d'attachement chez les enfants que chez les parents. Ils peuvent retrouver leur jeunesse sur le plan divertissement. Le rire est omniprésent, les enfants et leurs parents affichent un sourire, le rire apporte beaucoup de bien, un sentiment de joie et du bonheur, il renforce le cœur, il est un stimulant des organes, réduit le stress, apaise les tensions et diminue les douleurs.

Les Bienfaits de la Sieste

La sieste a des effets sur le cerveau ou le corps, les avantages de la sieste pour la santé sont maintenant bien connus. La sieste nous apporte une bonne humeur, elle stimule les capacités cognitives, encourage la mémoire et l'apprentissage.

Le sommeil offre au cerveau la possibilité de reconstituer ses connexions neuronales. La pratique de la sieste contribue à réduire le stress et à rétablir le système nerveux. Le fait de dormir légèrement après la pause déjeuner contribue à diminuer le niveau de stress dans le corps. Effectivement, pendant votre sommeil, votre corps se relaxe et votre système nerveux, qui est souvent soumis à des épreuves dans un quotidien souvent actif se repose en profondeur. Une recherche a également révélé les avantages de la sieste pour diminuer l'hypertension et donc les problèmes de santé cardiovasculaire, la sieste améliore la productivité. La sieste apporte de l'énergie tout en procurant le repos essentiel au cerveau. De plus en plus d'entreprises offrent des salles de sieste à leurs employés afin de profiter de tous les avantages de la sieste au travail. Une manière de favoriser leur bien être en les mettant à l'aise. Le sieste active contribue à renforcer les capacités immunitaires. Lorsque nous dormons, notre cerveau produit plusieurs hormones qui jouent un rôle dans le bon fonctionnement du système immunitaire. Il est également observé que le manque de sommeil peut provoquer la fatigue. Avec la sieste, les processus métaboliques et immunitaires se déroulent de manière optimale.

Tous les jours, Karim fait une sieste entre 13 h et 15 h après son déjeuner, afin de retrouver sa bonne humeur son bienêtre et sa bonne forme. En somme, afin de bénéficier des avantages de la sieste, tout en lui apportant de l'énergie, un repos indispensable pour le cerveau ; Karim conseille régulièrement à sa famille de faire une sieste à sa compagne et bien sûr à ses enfants. Les enfants ont une grande chambre avec deux lits confortables. La sieste pour les enfants est habituellement effectuée pendant les weekends, généralement tous les samedis entre 14 h et 16 h, ou pendant les vacances. En ce qui concerne les enfants, ils ne savent pas vraiment ce que la sieste, et leur père a du mal à les endormir les samedis entre 14 h et 16 h. Ils préfèrent s'amuser, jouer avec leur ballon, avec tous les jouets que leur père leur a achetés, ainsi que les vélos. Parfois, leur mère réticente à faire une sieste car elle a beaucoup de tâches ménagères à accomplir à la maison. Elle se charge de ranger les effets de laver le linge et de préparer les repas, notamment les déjeuners et les dîners. Elle réserve cette activité pour se reposer pendant les weekends entre 15 et 16h, cette période de repos lui est largement suffisante, car elle s'occupe également de son bureau, ce qui lui permet de planifier efficacement son temps. Les avantages des équipements industriels, informatiques et médicaux sont bien plus importants dans les recherches. Le sport offre de nombreux avantages pour notre santé, en réduisant le stress. Le soleil et l'eau marine ont également des avantages considérables. Les voyages, le sport et la plage sont des avantages pour la famille, Karim et Sarah ; ils nous racontent avec passion leur expérience.

En résumé, ils expriment leur bonheur en bénéficiant pleinement des avantages de la nature, de la détente, de la plage et des voyages. Ils se sentent en bonne santé et toujours en bonne humeur.

Les Bienfaits des mathématiques

Les mathématiques sont une discipline qui repose sur des raisonnements logiques qui sont utilisés dans différents domaines tels que : Mathématiques appliquées ; Analyse (mathématiques). Il y a quatre catégories de mathématiques ? Ces grandes disciplines constituent les mathématiques : la géométrie et la topologie, l'algèbre et l'arithmétique, l'analyse. La logique vient les compléter avec une quatrième branche. Les Mathématiques sont des Sciences portant sur les éléments tels que les nombres, les formes géométriques, les fonctions, les espaces, etc. Quelles sont les bénéfices de l'étude des mathématiques à l'école, en plus de la lecture, de l'écriture et de la géographie, les mathématiques font partie des matières qu'apprend notre enfant à l'école. Les mathématiques favorisent le développement de notre enfant en termes de raisonnement logique, de rigueur et de capacités d'abstraction. L'importance des mathématiques ? Les mathématiques ; sont une discipline qui étudie les nombres et les formes. Elles contribuent à la compréhension du fonctionnement du monde et de toutes les autres sciences, telles que la physique, la chimie, l'informatique... Il est nécessaire pour les chercheurs de développer et d'innover les recherches technologiques qui transforment le monde. Internet, les avions, les fusées, les satellites, les flottes, tout cela ne serait pas possible sans les mathématiques ! De nombreux cadres et commerçants font également appel à cette science dans leur travail, tels que les ingénieurs, les comptables et les architectes.

Les mathématiques renforcent la confiance en soi

Les mathématiques auraient notamment pour effet d'accroître la confiance en soi. De nombreux élèves acquièrent une confiance accrue lorsqu'ils commencent à pratiquer les mathématiques. À mesure que l'on progresse dans les mathématiques, cela suscite chez l'enfant et l'adulte une satisfaction réelle : même après des heures, c'est agréable de pouvoir les réussir.

Une gestion plus efficace du stress

Les calculs pourraient également aider à gérer le stress. Les mathématiques nous enseignent à examiner des situations avant de prendre des décisions pertinentes. On procède donc de manière méthodique. En attendant patiemment et en analysant une situation mathématique, on peut gérer des situations un peu complexes et ainsi réduire le stress lorsqu'on a un problème devant soi. En résumé, les mathématiques organisent notre cerveau et nous offrent la possibilité de prendre une approche plus sereinement face à un problème qui se pose. La pratique des mathématiques favorise une plus grande rigueur. Enfin, le troisième avantage paraît logique et s'accorde avec le précédent : les mathématiques nous apprennent à être plus rigoureux. Quand vous pratiquez régulièrement les mathématiques, vous développerez votre esprit : vous raisonnez de manière méthodique, vous restez cohérent et vous êtes rigoureux dans votre pensée, ce qui vous permettra de prendre des décisions plus éclairées qu'une personne qui n'a pas ou très peu de rigueur en mathématiques. En pratiquant les mathématiques, vous êtes habituellement plus structuré, rationnel et moins perturbé dans votre existence. Dans l'ensemble, les mathématiques sont la solution à nos problèmes.

Quel est l'intérêt des mathématiques ?

Être en mesure de poursuivre des études qui nous intéressent. De cette façon, il est avantageux de se concentrer sur les mathématiques pour pouvoir poursuivre les études qui vous passionnent ! Avoir une solide maîtrise des mathématiques, même si elles sont essentielles, vous permettra d'obtenir une bonne note au baccalauréat et d'accéder à la filière supérieure de votre choix ! Essayer de trouver un emploi bien rémunéré. Les mathématiques sont présentes dans tous les domaines : le comptable et le caissier doivent être capables de faire des comptes rapides pour rendre la monnaie. Il est essentiel que l'architecte élabore son plan de construction de manière rigoureuse, en utilisant des calculs précis afin de garantir la réussite de son projet. Les mathématiques nous permettent d'acquérir une réflexion plus analytique : on appréhende mieux les problèmes pour en trouver la solution, on sait mieux sélectionner les axes utiles pour les résoudre et on apprend à écarter les pistes qui ne sont pas intéressantes. Bien que les mathématiques semblent elles favorisent notre capacité à raisonner de manière plus efficace et nous apportent une aide au quotidien. Car il n'est pas toujours facile de prendre les bonnes décisions, mais si le problème est correctement posé, c'est déjà bien plus avantageux ! En résumé, les mathématiques favorisent une meilleure aptitude à résoudre les problèmes et à établir des liens entre les données recueillies, ainsi qu'une meilleure capacité à prendre des décisions. Les mathématiciens sont à l'origine des nouvelles technologies. Faire progresser son enfant en mathématiques et en logique, c'est lui donner l'opportunité d'être agile, rationnel et de résoudre des problèmes techniques complexes. Un excellent récit sur la matière, en notamment les mathématiques. Je me souviens quand j'étais au collège, en classe de troisième, j'avais l'examen du brevet en fin d'année. J'avais un condisciple qui excellait en mathématiques, avec des notes proches de 18/20 en classe et même 19/20 dans les devoirs quotidiens et même en composition. Il avait une bonne compréhension des théorèmes et les appliquait de manière appropriée. Il résolvait tous les exercices et les problèmes de mathématiques sans difficulté. Il était très doué en mathématiques. Après avoir terminé le cycle du collège, il est passé en seconde en raison de sa maîtrise des mathématiques. Concernant d'autres disciplines telles que la physique et la chimie ; Il était à l'aise dans ces domaines en raison de sa maîtrise des mathématiques. Il ne fait pas preuve de stress, il utilise une logique de raisonnement, il développe une confiance en lui-même, une grande rigueur, il aborde un raisonnement méthodique, avec un esprit cohérent, organisé, structuré et rationnel. La maîtrise des mathématiques lui permet d'acquérir une réflexion plus analytique, et il excelle dans ces matières, notamment la chimie et la physique, avec des résultats proches des 17/20 et des 18/20. Il trouvait les programmes de la première et de la terminale très simples, il était motivé, studieux et laborieux, il a consacré quelques mois à réviser son BAC. Il obtient son baccalauréat à la fin de l'année avec mention bien. Il étudie toujours, il a une passion pour les études, il se lance dans des études supérieures, il s'inscrit à l'université où il choisit d'étudier en tant qu'ingénieur, il obtient son master 1 et 2, ainsi que son doctorat où il préfère enseigner les sciences physiques. En résumé, l'acquisition de cette discipline, en particulier les mathématiques et la maîtrise, lui a donné l'opportunité de réussir son parcours universitaire. En tant que professeur d'université, il bénéficie d'une rémunération appréciable et substantielle, ce qui lui permet de mener une vie professionnelle et sociale épanouissante. Pendant quelques années, il peut prétendre à un achat d'un logement, ainsi qu'à l'acquisition d'une belle voiture récente. Il mène une vie confortable, étant vraiment satisfait, ne se préoccupant pas du manque d'argent, ne se plaignant pas, et étant heureux avec sa famille. Les mathématiques renforcent la confiance en soi des élèves, leur offrent la possibilité de travailler avec une méthodologie rigoureuse, favorisent le développement de notre enfant dans les domaines du raisonnement, de la structure et de la rationalité, favorisent leur aptitude à assimiler les autres sciences et favorisent leur compréhension et leur aptitude à résoudre tous les problèmes, quels qu'ils soient .En effet, en tant que parents, il nous incombe de faire aimer nos enfants cette science enrichissante à de multiples intérêts .Afin de garantir leur avenir radieux et prospère. Afin de pouvoir exercer des fonctions significatives telles que médecin, pharmacien, architecte, ingénieur, professeur de mathématiques, chercheur en sciences technologiques, des postes honorables et distingués.

Les Bienfaits de la chimie

La chimie est une discipline qui explore les différents éléments de la matière, leurs caractéristiques, leurs modifications et leurs interactions. La chimie est une science primordiale sur le plan thérapeutique et dans le domaine de la santé. Le rôle de cette discipline est crucial dans la production de médicaments, de cosmétiques et de vêtements. La chimie est une discipline scientifique qui explore la matière et ses évolutions, les atomes, les molécules et les réactions chimiques qui se font.

Le domaine de la chimie joue un rôle essentiel dans la création et la production des produits pharmaceutiques et cosmétiques. Elle joue aussi un rôle dans leur conception, qui se concentre sur la formulation du médicament.et la production des appareils technologiques de pointes. La Chimie intervient dans plusieurs domaines tels que la médecine, la pharmacie, les recherches scientifiques et technologiques, et mécaniques. La connaissance des maladies aigues ou chroniques. La chimie intervient dans les mécanismes moléculaires qui engendrent des pathologies ; tels que l'hypertension, le diabète le cholestérol etc. Identifier et perfectionner les méthodes d'imagerie.

On retrouve la chimie dans les laboratoires d'analyse, les laboratoires pharmaceutiques, les laboratoires d'industrie alimentaire, cosmétiques et d'autres domaines.

Les biologistes et les chimistes utilisent la chimie dans les laboratoires d'analyses. Ils utilisent différents réactifs chimiques pour détecter des maladies telles que le diabète, l'hypertension, les maladies microbiennes, virales, les carences en vitamines, en protéines, en vitamine D3, etc. Les réactifs chimiques sont produits à partir de composés ou de matières chimiques, ce qui permet au biologiste ou au chimiste de détecter une maladie ou une carence. La chimie est essentielle dans l'industrie alimentaire, car elle joue un rôle essentiel dans la production et la transformation des aliments. Les préparations chimiques sont employées pour la conservation, la pasteurisation, le refroidissement, la fermentation.

La chimie joue un rôle essentiel et avantageux dans l'avancement et la croissance de divers secteurs. C'est le cas du verre, du ciment, du papier, du textile, du cuir, de la teinture, des applications de la chimie dans des domaines comme les peintures, les pigments, le pétrole, le sucre, les plastiques.

En perspective, il est incontestable que cette discipline pourra jouer un rôle dans la résolution de problèmes dans les secteurs de l'énergie, du changement climatique et de la production alimentaire. En biochimie et dans l'industrie pharmaceutique, la chimie pourrait être plus impliquée, ainsi que dans les produits d'entretien et les parfums.

Composition pour parfums, crèmes, maquillage et soins de la peau. Des moyens de préserver les plantes et de les développer. Les composants et les matériaux utilisés dans les batteries des téléphones ou tablettes sont fabriqués par la chimie. Des vêtements adaptés aux épreuves sportives, des composants employés dans la fabrication des ballons de football ou pour la création de planches de surf.

Les Avantages des sciences juridiques ou les études de Droit

Les études de droit ou de sciences juridiques permettent à l'apprenant d'acquérir des connaissances qui suscitent son intérêt, telles que le fonctionnement de la loi et de la justice. Elles permettent de résoudre des problèmes de litiges ou de conflits entre personnes. Ces dispositions sont des mesures qui régulent le statut des personnes et des biens, ainsi que les relations entre les personnes publiques ou privées. Le droit est protégé par la loi. Les autres droits de l'homme ne peuvent pas être exercés sans le droit.

Le domaine du droit offre des compétences analytiques et argumentatives, offrant de nombreuses opportunités d'emploi. Cette discipline examine toutes les procédures qui régissent la conduite de l'individu en société, les relations sociales et les règles imposées aux membres d'une société afin d'éviter l'arbitraire et la violence des individus, tout en respectant une éthique exemplaire. Les magistrats ont suivi des cours de droit dans les facultés de droit. Ils ont réussi des concours pour devenir magistrats, ce qui les rend des hauts fonctionnaires, pour exercer le droit auprès des palais de justice. La liberté de chacun est restreinte par la règle de droit afin d'éviter tout litige aux autres. Il offre la possibilité aux individus de vivre dans un cadre sécurisé. Elle assure également des droits civils et politiques, ainsi que des droits sociaux, économiques et culturels : Le droit de l'égalité Le droit de n'être pas discriminé La vie, la liberté et la sécurité de chacun sont des droits fondamentaux de tout individu.

La compréhension du droit établit et influence notre aptitude à réfléchir et à tirer des conclusions après avoir analysé une situation. C'est un véritable avantage. Étant donné que l'un des bénéfices de suivre des études de droit réside dans l'examen approfondi des faits et des règles juridiques, cela permet à l'étudiant d'améliorer son esprit critique.

Le droit donne la possibilité de travailler dans les grandes entreprises, les sociétés, les banques, les administrations, les professions libérales notamment notaires, avocat. Le titulaire d'un diplôme en droit a la possibilité de travailler dans le domaine des assurances, etc. conseils : Les juristes sont demandés pour leur aptitude à analyser les situations complexes et à proposer des solutions organisées, gestion des relations sociales d'une entreprise (recrutement, démission.

Les professions liées au droit sont très rémunérées, comme les avocats et les notaires, par exemple. Il y a également ceux qui travaillent dans les finances, dans les compagnies d'assurance, le professeur d'université qui enseigne le droit.

Les cours de droit offrent de nombreuses possibilités d'emploi dans divers domaines ; Les experts en droit, qui sont généralement bien rémunérés, ont un effet social en favorisant la justice et la préservation des droits sociaux. Les cours de droit offrent également la possibilité de se développer personnellement grâce aux compétences développées, la rigueur, l'organisation et l'autonomie.

Les juristes sont souvent très compétents en littérature, ils ont une connaissance approfondie de l'histoire, ils sont capables de rédiger des livres, des rapports, des demandes et des poésies. Ils possèdent une solide expertise en lettres, ce qui leur permet de s'exprimer avec éloquence, comme les avocats lorsqu'ils plaident au tribunal, en faisant des plaidoiries éloquentes

. Ils ont toujours à leur disposition des ouvrages de droit civil ou de droit pénal. En général, ils acquièrent et assimilent les lois afin de les mettre en pratique dans les situations adéquates.

. Le droit est une discipline extrêmement captivante. Ceux qui maîtrisent le droit peuvent avoir une compréhension des solutions aux conflits sociaux ou autres. C'est une carrière très enrichissante.

Les Avantages et les Bénéfices de la littérature

La littérature englobe toutes les œuvres écrites ou orales à laquelle on attribue une valeur esthétique, c'est un art qui symbolise un idéal de beauté. A la faveur des œuvres littéraires, elle offre la possibilité de faire émerger des émotions et de faire découvrir aux lecteurs ou aux auditeurs ce qu'une personne ressent.

Le lecteur ressent du plaisir en commençant à lire un roman, un livre d'histoire ou autre. En plus de la joie immédiate que cette activité intellectuelle apporte. La lecture présente de nombreux avantages pour préserver sa santé. Le fait de lire chaque jour a des conséquences bénéfiques sur notre corps. La lecture quotidienne a un effet puissant sur votre cerveau. Encourage la concentration. Cette activité cérébrale est un moyen efficace d'améliorer ses capacités cognitives.

Améliore la capacité de mémoire. Un roman est une histoire longue, peut-être captivante, qui demande plusieurs heures de lecture. La lecture est une activité mentale, et l'intérêt de lire un bon livre est de se remémorer toute l'histoire.

Ainsi, vous stockez une grande quantité d'informations qui renforce la capacité de votre mémoire à long terme et à court terme.

La littérature apporte maints avantages à la société ; La littérature permet d'exprimer des émotions grâce à son utilisation. L'objectif de la littérature est d'enseigner, de partager des idées. Le but de la littérature est de favoriser l'amélioration de la société des personnes qui la composent en développant le sens esthétique, l'esprit critique et la découverte de soi. Favoriser une meilleure maîtrise du langage. S'enrichir sur tous les aspects, tels que le vocabulaire et la grammaire, retenir les bonnes idées, apprendre à rédiger un texte de manière efficace, lire régulièrement est une manière de se cultiver. Stimuler son imagination et découvrir le monde réel... Faire fonctionner son esprit. Afin de réduire le stress... Faire du bonheur et trouver du réconfort.

La littérature peut nous permettre d'observer les éléments qui nous entourent, en renforçant notre aptitude à percevoir, à sentir, à goûter et à toucher. La littérature contribue à améliorer notre capacité de réflexion. En parcourant plusieurs livres de chaque auteur, on apprend beaucoup d'informations et de connaissances, on découvre le style de chaque auteur, car le style de chaque auteur est différent. L'objectif de la littérature est d'éduquer, de partager des idées, d'influencer. Elle représente un patrimoine et peut aider à préserver une histoire d'un pays en évoquant les valeurs, la culture et la civilisation de ce pays florissant en arts et en histoire.

La littérature offre une vision et une compréhension de la vie de chacun et du monde qui nous entoure. Quand on se consacre entièrement à la littérature, on développe les notions d'identification et d'imagination. L'étude littéraire peut être utilisée soit pour développer des compétences linguistiques, améliorer l'orthographe, enrichir le vocabulaire, perfectionner le style, etc., soit pour développer des connaissances culturelles, des connaissances, des expériences, un style de vie, une perspective sur le monde. En tant que parents, nous avons la responsabilité de conseiller à nos enfants de se fixer un emploi du temps hebdomadaire pour lire des livres en fonction de leur niveau d'instruction. De plus, nous devons encourager nos amis et nos membres de la famille à lire davantage, car la lecture procure un grand confort, stimule l'esprit et diminue le stress.

Les Bienfaits de la forêt

La forêt a pour effet de purifier l'air, de capturer les gaz polluants tels que le CO_2 provenant des tuyaux d'échappement des véhicules, des engins et des poussières de toutes sortes. Les arbres renferment des vertus médicinales : Il y a quelques exemples : Le rhizome : gingembre, le bulbe : scille, la racine : angélique, les parties aériennes : ortie, la tige : prêle et l'écorce : cannelle ; Les arbres fournissent de la nourriture aux individus, ces derniers consomment différents fruits tels que les. Pommes, les oranges, les noix, les bananes. En ce qui concerne les animaux, les lièvres et les lapins mangent la base des jeunes plants forestiers, tandis que les écureuils et les micromammifères rongent le tronc et les branches fines. Les herbivores, tout comme les mammifères, se nourrissent des feuilles des arbres. Les arbres contribuent à purifier l'air en diminuant le CO_2. Leur rôle est crucial, car ils contribuent à la réduction du CO_2 dans l'atmosphère et à la production de photosynthèse. Les racines des arbres contribuent à empêcher l'érosion du sol, ce qui contribue à purifier l'eau. L'ombre des arbres permet de rafraîchir l'eau, ce qui aide certaines espèces de poisson, notamment les salmonidés, qui sont protégés par les branches et les racines. Concernant le domaine de la foresterie, il crée des opportunités d'emploi telles que les forestiers, les arboristes, les travailleurs du bois, les travailleurs forestiers. Les arbres offrent un paysage verdoyant et magnifique, attirant les visiteurs. Les personnes préfèrent camper dans les endroits forestiers, où elles se sentent à l'aise, sans bruit, avec quelques chants d'oiseaux il y a aussi des espaces pour les randonneurs. En été, les arbres offrent de l'ombre, ce qui permet de diminuer la température, tandis que les conifères isolent les maisons en hiver, ce qui permet de réduire les dépenses liées au chauffage. Les arbres procurent de l'ombre ce qui confère une fraîcheur aux rues et aux parcs de stationnement. Les arbres offrent des avantages pour la santé, tels que la diminution du stress et la guérison. D'après les études, les patients hospitalisés qui ont la possibilité de contempler des arbres sont plus rapidement guéris et ont moins de complications que ceux qui n'ont pas accès à ce genre de paysage. De tous les bénéfices offerts par les arbres, la contribution au bien-être de l'homme et de l'animal est la plus essentielle. L'humanité ne peut pas vivre sans arbres. En réalité, les arbres ont une influence positive considérable sur le moral et les émotions des habitants, enrichissent l'environnement qui les entoure et offrent une grande satisfaction et tranquillité, ainsi que du bonheur et de la bonne santé. Les avantages des arbres sont importants. Le fait de prendre un bain de forêt peut diminuer la tension artérielle, réduire les hormones du stress, rétablir l'équilibre du système nerveux et améliorer la qualité du sommeil. En faisant un bain de forêt pendant quarante minutes, on peut stimuler le nombre de cellules immunitaires. Les phytocides, ces composés produits par les arbres, préservent les individus contre les attaques parasitaires. Lorsqu'on les ingère, le taux de cortisol diminue dans le sang, ce qui entraîne une réduction du stress. Lorsque l'on se balade en forêt, les sens sont naturellement renforcés et de nouvelles perceptions apparaissent : la lumière à ondes vertes apaise, l'air apporte des parfums subtils. L'impact de la forêt procurent apaisement et tranquillité aux antipodes des bruits de la ville.

Les espaces verts offrent de nombreux atouts aux individus, tout en étant essentielles pour la préservation de l'environnement. Les zones vertes qui captent efficacement le dioxyde de carbone présent dans l'atmosphère. Ils ont aussi une importance cruciale dans la préservation de la biodiversité.

Les végétaux purifient le milieu ambiant et réduisent les teneurs en CO_2 et en composés organiques volatils. Ainsi, l'atmosphère est plus fraîche et plus salubre. Une chaleur d'été à l'intérieur et autour des constructions. Elle diminue la tension thermique.

Les zones vertes favorisent une santé améliorée pour les résidents : elles incitent à l'exercice et favorisent le développement de la santé, que ce soit sur le plan physique ou psychologique, elles purifient l'air et diminuent le stress.

Les Bienfaits des Paysages

Optimisation de la condition physique : les paysages créent un cadre propice pour la réalisation d'activités sportives. Des activités comme la marche, le cyclisme, la natation et la randonnée ont des impacts bénéfiques sur le corps, contribuant à une meilleure santé du cœur et au renforcement musculaire.

Il est essentiel de savourer les paysages, les forêts et les parcs pour se relaxer pendant nos moments de repos, notamment pendant les périodes de congé ou de vacances. Le fait de contempler ces paysages ou forêts, la consommation d'air pur et l'oxygénation contribuent efficacement à son bien-être corporel, favorisent sa santé physique et psychologique, tout comme le fait de marcher. Pendant les week-ends, des familles planifient de se déplacer en forêt pour un camping ou un repas familial en compagnie de leurs enfants. Elles profitent d'un espace pour profiter d'instants plaisants et de relaxation.

Les Avantages des Fleuves

La biodiversité est renforcée par les fleuves et les rivières. Les cours d'eau et les nutriments qu'elles emportent contribuent à l'arrosage des forêts, des zones humides et d'autres habitats sur notre planète

L'eau issue des fleuves sert à la nourriture pour les êtres humains et les animaux, à l'irrigation de l'agriculture, au développement des plantes et des arbres, à la pêche, à la production d'énergie et à l'application de différentes méthodes industrielles. Certains individus sont passionnés par la pêche, particulièrement les week-ends et surtout l'été. Deux voisins qui se connaissent bien, décident de se rendre dans un fleuve pour capturer quelques poissons. Ils utilisent tout le matériel nécessaire pour pêcher : une canne à pêche et un hameçon par exemple. Ils se réveillent tôt et profitent d'une magnifique journée. De plus, ils mangent car ils vont passer toute la journée au bord du fleuve. Rien ne les empêche de prendre un bain, car cette eau est bien fraîche, ils se sentent bien, ils ont passées des moments excellents, de détente, et de bonheur.

Les bénéfices des rivières. Les cours d'eau offrent de nombreux avantages, connus sous le nom de services éco- systémiques. Elles offrent de l'eau claire, de l'irrigation, et elles sont le refuge de nombreuses espèces de poissons. Alimentation : l'irrigation de l'agriculture est assurée par les rivières de l'eau pure et claire. Produire de l'électricité grâce à l'énergie hydroélectrique. Les rivières renferment une abondance d'algues et de plantes marines. Les poissons d'eau douce sont le poisson-chat et la perche. Les poissons migrateurs sont la truite et le saumon.

Plusieurs espèces en péril ou menacées de disparition vivent dans diverses régions des rivières, tandis que les poissons-chats se dissimulent au centre des cours d'eau.

Par ailleurs, le saumon, tout comme d'autres poissons migrateurs, choisit des habitats plus froids et rocailleux pour trouver sa nourriture.

L'eau marine renferme une grande quantité de minéraux tels que l'iode, le magnésium et le potassium, ainsi que des oligoéléments tels que le fer et le zinc. La peau absorbe ces minéraux et oligoéléments, ce qui permet de relaxer les muscles, de calmer les inflammations et de favoriser la circulation sanguine.

L'eau de mer contient des minéraux tels que le sodium, le calcium, le potassium et le magnésium, ainsi que des oligo-éléments. Ces sels minéraux contribuent grandement à renforcer un système immunitaire. Ces sels minéraux tels que le calcium et le sodium sont bénéfiques pour les individus qui se baignent. Leur corps s'enrichit de ces sels, ce qui les rend plus forts, plus robustes et plus résistants. Pendant l'hiver, la plupart des individus contractent le virus de la grippe et du rhume. Les bains de mer sont efficaces pour traiter les patients atteints de la grippe et du rhume, car leur eau riche en sels est efficace contre les virus et les bactéries. En effet, cette eau traite tous les micro-organismes.

Le stress est réduit par l'eau de mer, les habitants des bords de la mer ressentent moins de stress que ceux qui vivent loin de la mer. Les vagues procurent un bien-être émotionnel, le chant des mouettes améliore notre conscience et nous procure une bonne respiration, car l'air marin est pur et n'est pas pollué.

L'air marin favorise la synthèse d'une hormone, la sérotonine. Cette dernière est connue sous le nom d'hormone du bonheur, grâce à cette hormone, nous sommes plus heureux et moins stressés. Le sommeil est plus bénéfique. Ils contrôlent notre tension artérielle et notre rythme cardiaque. L'air marin renforce notre système immunitaire. L'air marin et l'eau de mer présentent de nombreux avantages pour notre corps. L'air marin est très riche en oxygène, tandis que l'eau de mer renferme de nombreux micro-organismes qui purifient l'air pollué. Nos muscles sont relaxés par l'eau de mer. Grâce à ses sels minéraux, les plaies se cicatrisent. La natation favorise une meilleure circulation sanguine et est efficace pour prévenir les varices. Elle est aussi bénéfique pour soulager la sensation de jambes lourdes Les sels minéraux et les micro-organismes ont une action similaire à celle des antibiotiques.

Les Bienfaits des Océans

L'océan occupe les trois quarts du globe terrestre et joue un rôle très important pour le maintien de la vie sur la Terre. En plus les océans sont essentiels à la sécurité alimentaire mondiale et à la santé humaine. L'oxygène provient des océans que nous respirons. L'océan est le centre de la planète. Les plantes marines, comme la posidonie, sont des herbes marines, plantes aquatiques. Bien qu'elles vivent sous l'eau, produisent 70 % de l'oxygène que nous.

L'océan est extrêmement bénéfique pour l'être humain en diminuant l'anxiété et le stress. Effectivement, la proximité avec l'océan présente des propriétés anxiolytiques et antidépresseur. Les résidents qui vivent à proximité des zones maritimes ressentent moins de stress et moins d'anxiété.

Il existe de nombreuses familles intelligentes qui planifient leurs journées, en particulier les weekends, en passant leur temps au bord des plages. Elles ramènent toutes les provisions nécessaires pour le déjeuner, ainsi que quelques chaises confortables pour se reposer, profiter de l'oxygène marin, pour éluder le stress et l'anxiété, et profiter des avantages des eaux marines.

La respiration en mer est excellente. L'eau de mer est pure. L'air iodé, qui est chargé en iodes, en ions négatifs et d'autres composants marins, purifie nos voies respiratoires et aide nos poumons à se débarrasser de la pollution. L'air marin est extrêmement riche en oxygène, car il renferme des ions négatifs ainsi que de l'iode. D'où la pureté de l'air marin par rapport à celle des villes. L'air urbain est fortement pollué par le $CO2$ émis par les tuyaux d'échappement des voitures. La concentration des ions est plus élevée au bord de la mer. En sommes. L'océan est extrêmement bénéfique pour notre système respiratoire.

Plages contribuent à renforcer les liens sociaux

En général, la plage est le lieu où se nouent les liens sociaux, où les amis et la famille se rencontrent. Les individus se sentent à l'aise, observent les vagues, certains préfèrent naviguer avec des barques pour passer un moment agréable, certains prennent des photos en famille, tandis que d'autres se promènent au bord de la plage. L'océan inspire une tranquillité, un calme et des forces pour les êtres humains, les individus ne ressentent aucun stress. Ils sont en excellente santé. Au demeurant, l'air marin renforce le système immunitaire Les gens se sentent relaxés, détendus par les bienfaits de l'air marin. Le sommeil de l'océan est amélioré. Les individus toujours présents sur la plage ; Quand elles rentrent chez elles le soir, elles ressentent de la fatigue, car l'air marin renfermait une grande quantité d'iode. C'est pourquoi elles se sentent fatiguées. Le soir, à la tombée de la nuit, ces individus dorment bien et font un sommeil parfait. Les individus qui prennent un bain à la plage à midi ressentent une grande faim, éprouvant une grande envie de manger. Étant donné que les eaux marines sont salées, les personnes qui prennent des bains à la plage sont susceptibles de ressentir un fort appétit alimentaire. La plupart des gens qui se rendent à la plage ramènent avec eux un repas, des provisions telles que du fromage, de la viande, du poulet bien rôti, des boissons comme des jus de fruit et bien sûr des fruits tels que des bananes, des oranges et des pommes pour se rassasier

Les Bienfaits de la neige

Les propriétés bénéfiques de la neige : un antiparasite naturel En réalité, la neige préserve nos plantes, telles que les fleurs, les légumes, les plantes et les arbres. Son objectif est de préserver la nature et la végétation. De plus, la neige élimine les insectes, les oiseaux et toutes sortes de parasites nuisibles

Le sol est protégé du froid par la neige. Effectivement, la présence d'une couche de neige favorise un réchauffement considérable de la terre. La neige renferme une grande quantité d'azote par rapport à la pluie, ce qui en fera un engrais naturel idéal pour nourrir et préserver la terre pendant l'hiver. Les bénéfices de la neige pour notre bien-être Les caractéristiques de la neige - qui captent 60% du bruit - apportent la tranquillité et la détente contre le stress.

Les effets positifs de la neige Du point de vue physique Il est plus physiquement difficile de marcher dans la neige que de marcher sur une surface sèche. Cette résistance élevée témoigne d'une activité plus intense de votre corps, ce qui indique une consommation accrue de calories et un renforcement musculaire, notamment au niveau des jambes.

Les Bienfaits de la pluie

Les Avantages de la pluie, La pluie stimule le système immunitaire, elle est bénéfique pour la peau et offre une hydratation optimale ! L'eau de pluie offre aux communautés la possibilité d'accumuler des réserves d'eau douce pour leur usage personnel et pour le domaine de l'agriculture. En outre, elle participe à la fertilisation des sols, renforçant le domaine agricole. Les plantes et les arbres sont abondamment irrigués, se développent vigoureusement. Au printemps, le feuillage devient luxuriant, les bourgeons éclatent et les fleurs s'épanouissent avec générosité. L'eau de pluie est une eau pure dépourvue de calcaire et d'impuretés chimiques qui provient du ciel. En filtrant l'eau de pluie, vous pouvez la réutiliser pour prendre des douches, faire la vaisselle et laver les habits. Les ions négatifs, générés lorsque les gouttes de pluie entrent en contact avec le sol, ont la capacité d'améliorer l'humeur et d'apaiser les troubles émotionnels. Ces ions présentent plusieurs avantages : Amélioration de l'humeur : ils aident à rehausser un bon moral. Réduction du stress : ils offrent un effet apaisant.

Le son de la pluie, avec sa douceur et son bruit récurrent, calme l'esprit et favorise la relaxation. Par ailleurs, lors de jours de pluie, on ressent une sensation de sérénité simplement parce qu'on est à l'intérieur, confortablement installé et protégé. L'équilibre écologique de notre planète dépend fortement de la pluie. En contribuant de manière significative aux transferts thermiques entre la surface terrestre et l'atmosphère, l'eau de pluie occupe une position centrale dans le mécanisme du système climatique.

. La lumière naturelle est essentielle pour le contrôle de nos cycles circadiens, ce qui influence également notre état d'esprit. L'absence de lumière et les journées pluvieuses peuvent changer ces cycles, entraînant une sensation de fatigue et d'épuisement. En outre, contrairement à l'eau potable, elle ne renferme pas de minéraux. Puisqu'elle tombe du ciel, elle ne peut être contenue dans les roches qu'elle ne traverse pas. L'eau de pluie présente de nombreux avantages. Elle est d'autant plus naturelle lorsqu'elle est filtrée par le sol et les plantes avant de s'accumuler dans les nappes phréatiques. Elle renferme aussi des minéraux et des nutriments naturels favorables à l'écosystème l'offre de l'eau douce à chacun. Cependant, la pluie ne nous offre pas uniquement de l'eau. Elle a aussi un effet calmant et rafraîchissant. Le son des gouttes de pluie peut favoriser la relaxation corporelle, tandis que son parfum est particulièrement plaisant. Lorsque quelqu'un reste humide et exposé au froid pendant des durées prolongées, cela peut abaisser sa température corporelle suffisamment pour nuire à son système immunitaire, augmentant ainsi le risque de développer un rhume ou une grippe. Se promener sous la pluie, ou juste après une averse, peut être bénéfique pour le corps et l'état d'esprit. Il y a des scientifiques qui estiment que cela est attribuable aux ions négatifs. Il s'agit de molécules sans odeur et non visibles, qui se forment naturellement.

Se promener sous la pluie est très efficace lorsqu'on veut perdre du poids. Se déplacer à pied ou en courant sous une pluie torrentielle et un vent violent requiert plus d'énergie de notre corps. Ainsi, on brûle davantage de calories lorsqu'on marche sous la pluie ou en mauvaise condition météorologique. Parce qu'elle est tout simplement l'un des meilleurs fertilisants disponibles. De plus, lors de la pluie, l'air est naturellement rafraîchi par l'eau qui désaltère le sol pour le rendre fertile et luxuriant, alimentant ainsi la végétation.

Les Bienfaits du Vent

Le mouvement de l'eau à la surface des océans est stimulé par le vent, qui contribue à leur oxygénation. Il facilite la pollinisation des végétaux. Il joue un rôle dans la dissémination des graines, spores et pollen. Il accentue le froid en hiver et, durant l'été, il assèche le sol. En fonction de sa puissance, il a un impact sur le mouvement des nuages, des insectes et des oiseaux. Et contribue à la transformation des paysages, notamment dans le désert où se trouve le sable et en montagne où se trouve la neige. Les éoliennes, grâce à l'énergie éolienne, génèrent de l'énergie électrique pour l'homme. Le vent, composé d'azote, d'oxygène et d'hydrogène, représente un phénomène météorologique complexe. « Un déplacement d'air allant d'une région de haute pression vers une région de basse pression. » Le vent occupe également un rôle crucial dans l'environnement naturel. Il facilite la diffusion de certaines espèces végétales en véhiculant leurs semences vers d'autres sols. Il élimine la brume et les impuretés urbaines, ce qui favorise notre vue et notre respiration. Les éoliennes sont capables de générer de l'électricité.

. Les brise-vent sont des alignements d'arbres et d'arbustes qui limitent la puissance du vent. Ils ont la capacité de diminuer l'érosion des sols, d'accroître la production agricole et Préserver le bétail de la forte température de chaleur et de la basse température du froid. Les brise-vent peuvent servir de protection pour les infrastructures, l'abri des maisons avoisinantes.

Les Bienfaits du Soleil

Le soleil, source de vitamine D, contribue au développement de notre organisme et de notre corps. Les rayons du soleil stimulent notre système immunitaire, renforcent la robustesse de nos articulations et du système squelettique en fixant le calcium absorbé, et contribuent aussi à la santé de nos cheveux et de notre peau.

L'importance du soleil est cruciale pour la synthèse de la vitamine D, car notre corps nécessite cette vitamine, qui est vitale pour son développement. Une exposition significative au soleil aide à booster notre moral, augmenter notre vitalité et participer à l'atténuation du stress et de la dépression.

Le soleil possède également des propriétés curatives. Des affections telles que le psoriasis, le vitiligo et l'eczéma sont des troubles cutanés qui bénéficient d'une amélioration grâce aux rayons solaires.

Une petite exposition au soleil favorise notre système immunitaire, principalement en boostant la production de globules blancs dans le corps. Ainsi, notre organisme se fortifie et devient robuste, l'individu ne réagit plus aux bactéries ou autres germes.

La famille Karim, accompagnée de son épouse Sarah et de leurs enfants, consacre ses weekends à des excursions à la plage pour bénéficier des bienfaits du soleil, en particulier de la vitamine D. Ils mettent en place une table et un parasol afin de ne pas être trop exposés au soleil. Ils préparent leur repas à l'avance pour profiter du moment du déjeuner. Ils n'oublient pas d'emporter avec eux des boissons fraîches, comme de l'eau et des jus, pour se désaltérer. Ils ont partagé des instants plaisants, emplis de joie et de bonheur.

Après avoir passé quelques heures sur la plage, à savourer le soleil et l'océan, ils décident de regagner leur domicile. Ils montent dans leur véhicule et se dirigent directement vers leur magnifique demeure pour se reposer et prendre des douches afin d'éliminer le sel de leur peau. En effet, le sel marin peut engendrer des démangeaisons. Ils cherchent donc à se débarrasser de ce sel marin pour retrouver un maximum de confort. Au cours de son voyage, Karim voit un couple en train de faire du stop. Il décide de s'arrêter et demande à ces deux individus qui semblent épuisés s'ils souhaitent qu'il les accompagne. Une des deux personnes lui a répondu : « Pourquoi pas, nous habitons près de chez vous. » Karim a alors répondu en leur disant : « Vous êtes les bienvenus, montez et installez-vous dans ma voiture, elle est spacieuse. » En cours de route, ils ont discuté de divers sujets liés à la plage, à la journée ensoleillée et à comment ils avaient passé ces moments. Ils ont bien décrypté cette journée. Ils ont profité de bains à la plage, ont fait usage d'une barque pour pagayer un long moment. Ils ont passé presque une heure à discuter, en effet, car la distance entre la plage et la maison est de 45 km. Une fois arrivés à la maison, Karim a convié ces deux personnes. L'une se nomme Jessica et l'autre, son époux, porte le nom de Bob. Ce couple a accepté l'invitation. Karim et sa conjointe Sara ont le plaisir de les recevoir. Bob et Jessica sont ravis de faire leur connaissance et expriment leur joie et contentement. Sara invite gentiment tous deux à se joindre à eux dans le salon pour participer au dîner. Sara entre dans sa cuisine pour concocter un délicieux repas pour ses hôtes. Karim, quant à lui, prend une agréable douche tiède pour ôter le sel marin de sa peau. Les enfants aussi se douchent systématiquement après chaque sortie à la plage, il est indispensable pour eux de le faire. Une fois Karim sorti de la salle de bain, il se rend au salon pour se joindre à ses invités et leur tenir compagnie. De son côté, sa femme Sara entre dans la salle de bain pour également débarrasser sa peau du sel, cherchant un confort et un certain bien-être. En ce qui concerne sa femme Sara, elle entre dans la salle de bain pour aussi éliminer le sel de son corps, cherchant à retrouver un certain confort et un bien-être. Dès que Sara a terminé sa douche, elle se dirige vers la cuisine pour disposer les assiettes généreusement servies de légumes et de viande savoureuse et tendre. Elle pose aussi des verres, des bouteilles de limonade et de jus de fruits succulents, tout en apportant une belle corbeille remplie de fruits tels que des bananes, des pommes, et des oranges. Ce couple a largement comblé son appétit. Karim et son épouse Sarah résident dans une magnifique demeure spacieuse de 400 m2, équipée bien entendu d'un vaste jardin. Dans leur jardin, on trouve des rosiers, quelques arbustes, un citronnier et un oranger. Après avoir pris leur repas à l'intérieur de leur salon, vers 14 heures, ils ont choisi de savourer un café ou un café crème dans le jardin pour plus de confort et détente. Karim et Sarah ont abordé plusieurs thèmes captivants, tels que les avantages des vacances, de la mer et des forêts. Ils ont évoqué les musées et leurs avantages ; Après avoir fini leur café, ce couple retourne chez eux. Avant de quitter, ils proposent à Karim et Sarah, à leur tour, de se retrouver pour un repas lors d'un prochain week-end. Ils ont concocté un programme ensemble comprenant une visite de musée en plein cœur du centre-ville. La visite des musées peut réduire le stress, notamment la dépression, renforcer la santé physique et moral. – Plusieurs recherches montrent que les bienfaits des musées ont un impact sur la santé mentale et physique. Quelques médecins conseillent à leurs patients de faire des visites dans des musées. Un musée a pour mission de rassembler les œuvres d'art, les chefs-d'œuvre des artistes célèbres, des érudits, des historiens éminents et des rois d'antan, et d'exposer de superbes tableaux de grands maîtres tels que Picasso, Staël, Matisse, Chagall, Renoir ou Cocteau…le tableau de la Joconde qui été réalisé par Léonard de Vinci Il vise à éduquer, à inspirer et à divertir le public. C'est un endroit où les individus découvrent l'histoire d'un monde ancien et de ses anciennes dynasties. Les musées conservent et présentent des objets significatifs sur le plan culturel, artistique, historique ou scientifique. Bien que ces expositions proposent des explorations à la fois informatives et visuelles, l'examen de ces œuvres magistrales présente une multitude d'avantages. En somme, les musées jouent un rôle crucial dans l'éducation et la conception de l'histoire ancienne d'un monde.

Karim, Sarah et leurs voisins ont planifié une sortie au musée le dimanche, choisissant cette date car elle est fériée. Arrivés au musée, ils doivent acheter des billets d'entrée. Une fois le paiement effectué, le gardien leur permet de participer à la visite du musée. Karim et Sarah admirent ces magnifiques œuvres, y compris La Joconde, réalisée par le renommé Léonard de Vinci, ainsi que le tableau représentant les rois anciens du XVIIe et XVIIIe siècles de 1589 à 1610 : Henri IV le Grand (Le Vert Galand) et Louis XIII le Juste (1610-1643). 1814-1824 : Louis XVIII. • 1824-1830 : Charles X. Dans ce musée, un guide informait les visiteurs en leur narrant l'histoire des rois d'antan, des monarques et souverains, des princes ainsi que des anciennes reines. Il parlait de l'histoire ancienne des châteaux, de leurs constructions et de l'éclat de leurs architectures ; En résumé, l'histoire ancienne de ces personnages renommés et respectés, Sarah et Karim ainsi que leurs voisins, les a fascinés. Ils ont admiré ces chefs-d'œuvre dans cette galerie d'art admirable, exprimant leur satisfaction. Ils ont été impressionnés par ces peintures, ont pris connaissance de ces œuvres et ont beaucoup appris sur l'histoire de leur pays, enrichissant ainsi leur savoir et leur culture. Ils ont passé trois heures à explorer ce magnifique musée. Karim, Sarah et leurs voisins ont quitté ce musée impressionné par ses œuvres. Ils se sentaient confortables et dynamiques, leurs perceptions s'étaient transformées. Ils ont grandement apprécié ces arts et cette incroyable galerie. Cette visite riche en art et en histoire des rois et de personnages prestigieux demeurera gravée dans leur mémoire alors qu'ils regagnent chacun leur domicile respectif.

En règle générale, chaque pays à travers le monde possède un musée qui présente des portraits de figures éminentes, de rois et de souverains illustres, ainsi que d'artistes renommés. Le Louvre, qui remonte à l'époque des rois antiques, retrace l'histoire de France sur une période de huit siècles. Édifié en 1793 à l'image de ses collections, remarquables à l'échelle mondiale. Le château du Louvre voit le jour en 1190, durant le règne de Philippe Auguste. Le palais a été transformé en résidence royale en 1364, entouré de robustes fortifications. C'est François Ier qui a choisi de faire du Louvre sa résidence principale à Paris.

Le Musée de l'Automobile. On retrouve des marques prestigieuses telles que Rolls Royce, Delahaye, Mercedes, Ferrari, Bugatti, Porsche et Rolls Royce. Il y a également des noms plus courants comme Renault avec sa R4gtl des années 60-80, Citroën avec ses deux chevaux, Panhard et Peugeot des années 1965. Les couloirs du musée regorgent de voitures précieuses dont la valeur dépasse largement celle des véhicules récents, en raison de leur riche histoire et des souvenirs qu'elles portent. La collection, qui s'agrandit constamment avec des ajouts tels que de récentes Bugatti ou des voitures de compétition, attire un grand nombre de visiteurs au musée de la voiture. Ces derniers sont séduits par les passionnés, les collectionneurs et les amateurs de voitures anciennes. De nombreuses familles viennent également pour découvrir cette multitude de voitures d'époque. Les familles viennent également pour présenter à leurs enfants les véhicules vintages, de collection allant de l'année 1925 jusqu'à... 1970. Une clientèle, un public manifestant une grande joie pour ce produit hors du commun, créant un confort exceptionnel et splendide 1970. Ils leur montrent comment les producteurs ont commencé à fabriquer ces voitures qui ressemblent à celles des années 1920. Il est essentiel d'initier avec un produit, puis de le perfectionner grâce à une technologie de pointe, tout en se projetant vers l'avenir pour en faire une œuvre magistrale, un produit hors du commun qui éblouira et charmera la planète entière. La satisfaction totale d'une clientèle, un public manifestant une grande joie pour ce produit hors du commun, créant un confort exceptionnel et splendide.

Karim, Sarah et leurs voisins ont également visité le musée automobile et ont été grandement impressionnés. Les véhicules étaient exposés dans un vaste showroom et de nombreux visiteurs se sont émerveillés devant ces magnifiques voitures anciennes. Ces dernières évoquent des souvenirs indélébiles. À la fin de leur visite, Karim, Sarah et leurs voisins sont rentrés chez eux, comblés par cette excursion qui leur a permis d'en apprendre davantage sur l'histoire de ces automobiles.

Les Avantages du Rire

Amélioration de l'état d'esprit : Le rire déclenche la libération de dopamine, une hormone essentielle dans le contrôle de l'humeur. Elle réduit les signes de dépression, d'anxiété et de stress chronique, tout en favorisant un état d'esprit plus positif et plein d'optimisme. Le rire aide à diminuer le stress : en riant, notre corps libère des endorphines, des hormones qui diminuent la production d'adrénaline produite par le stress. Le rire nous aide également à détendre nos muscles tout en oxygénant notre cerveau et notre cœur. L'homme est dans un confort moral.

Le rire a de nombreux impacts positifs sur notre santé, il génère une action bénéfique sur le stress et l'anxiété, il est bon pour le cœur et peut également renforcer notre système immunitaire.

Table des matières

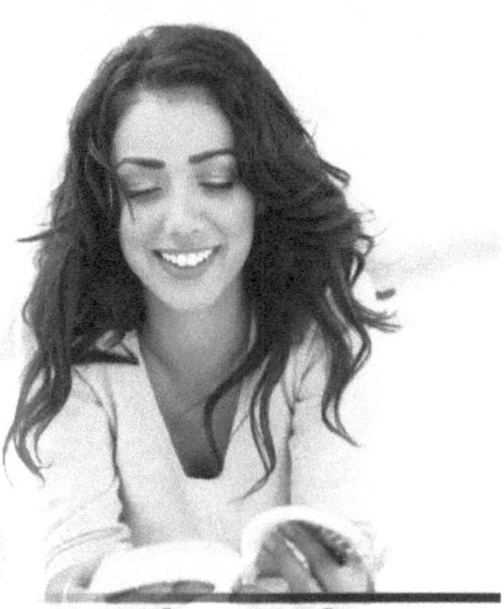

MIX

Papier | Fördert gute Waldnutzung

FSC® C083411

Kolibri 360 GmbH
Ferdinand-Jühlke-Straße 7
99095 Erfurt, Deutschland
produktsicherheit@kolibri360.de

Druck:
CPI Druckdienstleistungen GmbH
im Auftrag der
Kolibri 360 GmbH
Ferdinand-Jühlke-Str. 7
99095 Erfurt